Christian Martel

El Uso del Internet y Los Niveles de Depresión 2013

GRIN Publishing

Bibliographic information published by the German National Library:

The German National Library lists this publication in the National Bibliography; detailed bibliographic data are available on the Internet at http://dnb.dnb.de .

Imprint:

Print and binding: Books on Demand GmbH, Norderstedt Germany
ISBN: 978-3-656-48613-8

This book at GRIN:

http://www.grin.com/es/e-book/231696/el-uso-del-internet-y-los-niveles-de-depresion-2013

UNIVERSIDAD DE HUÁNUCO

Escuela de Post Grado

MAESTRÍA EN CIENCIAS DE LA SALUD

TESIS

EL USO DEL INTERNET Y LOS NIVELES DE DEPRESIÓN EN LOS ALUMNOS DEL I CICLO DE LA UNIVERSIDAD DE HUÁNUCO, 2012

Para optar el Grado Académico de

Magister en Ciencias de la Salud

Mención Salud Pública y Docencia Universitaria

Autor

CHRISTIAN PAOLO MARTEL CARRANZA

Huánuco – Perú

2012

DEDICATORIA

A mis hijos Carlos y Daniella, quiénes son la razón de mi superación.

Christian

AGRADECIMIENTO

Mi agradecimiento sincero:

A la Universidad de Huánuco por su esfuerzo invalorable de mejorar la educación a través de la Escuela de Postgrado en la Región de Huánuco.

A mí asesora Mg. Celia Salazar Rojas por las sabias enseñanzas, acertadas sugerencias y apoyo incondicional durante el desarrollo de la investigación.

A los Magísteres Nathalie Torero Solano, María Aquino Jaramillo y Fernando Ávila Concepción por el tiempo empleado en la validación del instrumento de evaluación.

Al Ing. Jonel Melgarejo Leandro, Director General del Área de Administración de la Universidad de Huánuco, por permitirme ingresar a los ambientes de la universidad y llevar a cabo la presente investigación.

A los alumnos de la Universidad de Huánuco por su aceptación para ser evaluados durante el proceso de mi investigación.

El Autor.

PRESENTACIÓN

Señores integrantes del Jurado Calificador, de conformidad con los lineamientos técnicos establecidos en el Reglamento de Grados y Títulos de la Universidad de Huánuco, pongo a vuestra consideración la revisión y evaluación del informe final de mi investigación titulada: "El Uso del Internet aumenta los niveles de Depresión en los Alumnos del I Ciclo de la Universidad de Huánuco", realizado para obtener el Grado Académico de Magíster en Salud Pública con Mención en Salud Pública y Docencia Universitaria.

Este trabajo es el resultado del gran esfuerzo e interés en conocer la relación entre el Uso del Internet y el Nivel de Depresión de los alumnos, en una encuesta diagnóstica efectuada a los alumnos del I Ciclo de Universidad de Huánuco, 2012; se puso de manifiesto que la mayor parte de ellos hacía un uso inadecuado y excesivo de esta herramienta tecnológica y la inquietud mía era saber si existía alguna relación con el Nivel de Depresión de los alumnos en estudio.

La presente tesis titulada: "El Uso del Internet y los Niveles de Depresión en los Alumnos del I Ciclo de la Universidad de Huánuco, 2012"; se encuentra estructurada en tres capítulos, los mismos que se describen a continuación.

En el Capítulo I, se plantea el problema de investigación, el Uso del Internet aumenta los Niveles de Depresión en los Alumnos del I Ciclo de la Universidad de Huánuco, 2012; también se encuentra la justificación de este trabajo lo cual resulta relevante pues el Uso del Internet está ampliamente difundido afectando de diversas maneras a los estudiantes universitarios de nuestra región además en este capítulo se exponen la trascendencia del estudio y finalmente los objetivos que persigue esta investigación.

El Capítulo II, abarca todo lo referente al marco teórico, es decir trata aspectos conceptuales como es el Uso del Internet como herramienta de trabajo, red social y la adicción al mismo. Además presenta información teórica sobre la Depresión y su relación con la autoestima, el estado anímico y los rendimientos académicos e indicadores que me ayudó a comprender las variables del estudio.

En el Capítulo III, se describe la metodología de la Investigación, así como el nivel y tipo de investigación; se tiene en cuenta el sistema de hipótesis, variables y se detalla el esquema de Diseño empleado, se menciona también las técnicas e instrumentos empleados sobre la muestra y se presentan los resultados encontrados así como las conclusiones, recomendaciones y sugerencias de la presente investigación.

En los siguientes capítulos encontramos el marco metodológico, los resultados, discusión de resultados, conclusiones y recomendaciones de la presente investigación encontrándose que la relación entre el uso del internet y el nivel de depresión de los alumnos del I ciclo de la Universidad de Huánuco, 2012 es alta y positiva.

Someto el presente trabajo a la crítica pertinente, esperando recibir su aceptación y aprobación.

Atentamente;

El Autor.

ÍNDICE

RESUMEN

El propósito de esta investigación fue determinar el nivel de relación entre el Uso del Internet y Nivel de Depresión de los Alumnos de I Ciclo de Universidad de Huánuco, 2012.

La población estuvo constituida por los alumnos del I Ciclo de la Universidad de Huánuco, 2012 con un total de 1339 sujetos. La muestra de estudio estuvo representada por 194 sujetos la cual fue calculada por la fórmula para una variable cualitativa con una población finita.

Durante el desarrollo metodológico, se administró una encuesta para diagnosticar la frecuencia de Uso del Internet y una prueba que determinó el Nivel de Depresión de los alumnos del I Ciclo de la Universidad de Huánuco, 2012.

Con los resultados de los instrumentos, la hipótesis fue validada, lo que indicó que el Uso del Internet tiene relación alta y positiva con el Nivel de Depresión, pues se demostró que al hacer un uso excesivo del internet aumenta de manera significativa los niveles de depresión en especial los alumnos que hacen uso frecuente de las redes sociales. Además se encontró la relación existente entre el uso del internet como son las redes sociales, videos/juegos y labores académicas y nivel de relación existente con los síntomas depresivos que presentan los alumnos.

Por estas razones se recomienda reformular los cursos y talleres de Técnicas de Estudio o Ayuda al Educando, hacia una utilización correcta del internet mostrando todas sus ventajas y desventajas reales. A su vez el departamento de psicología deberá dar importancia a la influencia del uso desmedido del internet y la presencia de algunas alteraciones mentales como es el caso de la Depresión Estudiantil.

ABSTRACT

The intention of this investigation was to determine the level of relation between Use of the Internet and Level of Depression of the Is Cycle of Universidad de Huánuco, 2012.

The population was constituted by the students of the I Cycle of the Universidad de Huánuco 2012 with a total of 1339 subjects. The study sample was represented by 194 subjects who were calculated by the formula for a qualitative variable with a finite population.

During the methodology development, one administered a survey to diagnose Use of the Internet and a test that the Level of Depression of the students of the University of Huánuco determined.

With the results of the instruments, the hypothesis was validated, which indicated that Use of the Internet has high and positive relation with the Level of Depression, because it demonstrated that when doing an excessive uso of the Internet increases of significant way the levels of special depression in the students who make frequent use of it social networks. In addition was the existing relations between the uses of the Internet like are the social networks, videos/games and academic workings and level of existing relation with the depressive symptoms that present/display the students.

For these reasons it is recommended to roformulate the courses and factories of Techniques of Study or Aid to being educated, towards a correct use of the Internet showing all its real advantages and disadvantages. The psychology department will have as well to give to importance to the influence of the excessive use of the Internet and the presence of some mental alterations as it is the case of the Student Depression.

CAPÍTULO I

1. PROBLEMA DE INVESTIGACIÓN.

1.1. Problemas referidos al Uso del Internet y la Depresión.

1.1.1. Identificación del Problema a Nivel Internacional, Nacional y Regional.

El uso del internet es considerado como una herramienta de comunicación masiva internacional y tiene una importancia imperante en nuestra sociedad, ya que dicha herramienta tecnológica posee múltiples objetivos como instrumento de trabajo, una forma de comunicación, de ocio y también de obtención de información; de esta forma se traslada las relaciones humanas a un ámbito digital aun desconocido.

A nivel Internacional ya se han iniciado los primeros estudios sobre el uso del internet y los problemas de salud mental que pueden padecen los niños, jóvenes y adultos, tal es así que en la Universidad de Flinders en la Facultad de Psicología, Australia, los investigadores Dr. Amy Slater y Dra. Marika Tiggemann realizaron un estudio en niñas y adolescentes. Tras analizar a 1.096 mujeres con edades comprendidas entre los 12 y 16 años, los investigadores se percataron que el 40% de ellas no estaban satisfechas de su cuerpo, mientras que a la mitad del total le daba pánico engordar. Los resultados del estudio también mostraron que, por lo general, las adolescentes con menor autoestima son las que mayor tiempo pasan enganchadas a las redes sociales.

Otro dato interesante que encontraron los investigadores del trabajo, fue que del 96% de las adolescentes que tienen acceso a Internet desde casa, el 72% sube fotos suyas a la Red, mientras que el 12% prefiere compartir videos.

Asimismo los autores manifiestan que el tiempo promedio que se pasan navegando por Internet es de algo más de tres horas, y sólo el 35% sigue normas impuestas por sus padres a la hora de conectarse a la red (Slater y Tiggemann 2010).

Según los investigadores, existe una alarmante relación entre el excesivo uso de las redes sociales y una menor autoestima, insatisfacción con el cuerpo, falta de identidad y depresión entre las adolescentes.

El uso patológico de internet se ha relacionado con problemas con las relaciones, problemas de salud mental, comportamiento agresivo y otros síntomas psiquiátricos.

Por otro lado en el informe de Archives of Pediatrics & Adolescent Medicine (2009) realizó los doctores Lam y Zi-Wen Peng, del Ministerio de Educación y de la Universidad SunYat-Sen de Cantón, China, recolectaron datos sobre el uso patológico de internet entre 1,041 adolescentes chinos entre los 13 y los 18.

Lam y Peng examinaron a los adolescentes en busca de depresión y ansiedad y les preguntaron acerca del uso patológico de internet y las conductas adictivas comunes, recolectando datos alarmantes, donde concluyeron que "Los padres deben mantenerse alertas acerca del comportamiento de sus hijos en línea". Este tipo de conducta adictiva podría ser una manifestación de algunos problemas subyacentes más insidiosos, aseguró Lam. Teniendo en cuenta los resultados del estudio, incluso los jóvenes mentalmente sanos podrían sucumbir a la presión luego de exposición prolongada al uso problemático de la internet. Las consecuencias del uso problemático de internet para la salud mental de los que ya habían tenido antecedentes de problemas psicológicos y psiquiátricos serían más perjudiciales.

Al comienzo del estudio, los investigadores determinaron que 6.2 por ciento de los adolescentes tenían un problema moderadamente patológico con internet y 0.2 por ciento estaba en riesgo grave. Nueve meses después, se les volvió a evaluar en busca de depresión y ansiedad. Los investigadores hallaron que 0.2 por ciento tenía síntomas de ansiedad y 8.4 por ciento había resultado deprimido.

El riesgo de resultar deprimido fue 2.5 veces mayor entre los adolescentes adictos a la internet, frente a los que no lo eran, según hallaron Lam y Peng (Factors Associated with Internet Addiction among Adolescents, 2009).

A nivel nacional el portal catholic.net publicó un artículo "Abusar de internet deprime a los adolescentes sanos"; los resultados indican que los jóvenes que no tienen en un principio problemas de salud mental, pero que usan internet patológicamente, pueden desarrollar depresiones como consecuencia de ello.

Nueve meses después del comienzo del estudio, los jóvenes en su mayoría de 15 años, tras realizar un cuestionario previo, presentaban un riesgo de depresión aproximadamente dos veces y medio superior entre los que usaban internet con asiduidad y aquellos que lo hacían esporádicamente.

En el Balance de la Lucha contra la Pobreza: el rol de la mesa de concertación – Huánuco (2007; 14) se cita que teniendo en cuenta nuestra Realidad Regional, el "Plan Regional de Salud Concertado", se ha realizado en el marco del Acuerdo de Gobernabilidad, del Plan de Desarrollo Regional Concertado y del Plan Estratégico Regional de Desarrollo Humano Sostenible y Descentralizado 2004-2006. Los problemas de salud priorizados de manera concertada y participativa fueron, en primer lugar la Desnutrición crónica infantil; seguida de deficiencias en salud ambiental; en tercer lugar se encuentran los problemas para una maternidad saludable y segura (muerte materna y perinatal, abortos, embarazo adolescente); en cuarto lugar la alta incidencia de infecciones respiratorias agudas; seguida de la alta incidencia de enfermedades de transmisión sexual y SIDA y la elevada prevalencia de tuberculosis; y en sétimo lugar se encuentran los problemas en salud mental ; por lo que dentro de este documento podemos apreciar el alto índice de problemas relacionados con las enfermedades mentales las cuales han sido priorizadas para posteriormente tratar de disminuir su incidencia.

1.1.2. Descripción y Caracterización del Problema.

Un usuario normal llega a experimentar una singular fascinación cuando se conecta a Internet y comienza una sesión de navegación, o hace uso de otros servicios como el correo electrónico, los canales de noticias, los servicios de descarga o el uso de los chats.

El uso de estos servicios hace que los tiempos de conexión vayan aumentando. El problema es, ¿cuál es el límite de tiempo diario, dedicado a Internet, para afirmar que se padece una adicción? Es de sobra conocido el fenómeno que se produce ante la adquisición de un reproductor de videojuegos. Los estudios demuestran que aparece una gráfica de utilización que se caracteriza por altas frecuencias de uso en las primeras semanas. Dicha curva va descendiendo, de manera progresiva, hasta estabilizarse en valores que representan una fracción de los períodos iniciales.

Se establecen ciertas analogías entre la adicción a Internet y el juego patológico, la adicción al tabaco, el alcoholismo o las compras compulsivas, aunque no hay que olvidar que, en este caso, no existe una sustancia responsable de la conducta adictiva.

No obstante las "adicciones" en sentido amplio son saludables, patológicas o una mezcla de ambas. De este modo una persona que se siente fascinación por su hobby y en el que invierte cantidades ingentes de tiempo tiene la posibilidad de aprender, fomentar la creatividad y comunicarse. La dificultad se sitúa en el punto en que debe trazarse la línea entre un uso intenso de la tecnología y la aparición de las consecuencias derivadas directamente de la actividad.

Pensemos, a modo de ejemplo, en aquellos casos en que una deficitaria relación de pareja se ve parcialmente compensada por la comunicación con otras personas mediante el chat.

Tampoco debemos olvidar como hasta hoy no existe de modo oficial este trastorno, puesto que el conjunto de síntomas que se describen todavía no ha demostrado ni consistencia ni fiabilidad.

Tras horas de conexión ininterrumpida de internet, los adolescentes tienen como consecuencia directa la aparición de depresiones y síntomas psiquiátricos.

En la revista estadounidense "Archives of Pediatrics & Adolescent Medicine" (2010), se publicó el primer estudio que realiza una secuencia cronológica entre el empleo patológico de internet y la depresión en una muestra entre adolescentes sanos. "Los resultados nos indican que los jóvenes que no tienen en un principio problemas de salud mental, pero que usan internet patológicamente, pueden desarrollar depresiones como consecuencia de ello", explica uno de los autores.

Visto lo anteriormente descrito, se pudo relacionar estos concepto con la realidad de los alumnos del I Ciclo de la Universidad de Huánuco, los cuales por ser jóvenes que en muchos casos recién egresan de los colegios y están en constante contacto con el internet como fuente de información, relajo, relaciones interpersonales entre otros; sin tener asesoramiento alguno. Ello se evidencia cuando muchos de estos jóvenes acuden a las cabinas del internet, o ingresan desde sus computadoras portátiles o Pcs a buscar información, lo cual les toma más tiempo de lo necesario, debido a que no solamente ingresan a recopilar fuentes bibliográficas sino que se ven atraídos por las famosas redes sociales, video juegos entre otro tipo de distracciones a los cuales pueden tener acceso rápidamente, generando de esta forma, ansiedad ya que el mismo hecho de abrir varias ventanas virtuales a la vez genera desesperación y alteración de la tranquilidad; también se visualiza el aislamiento ya que diariamente se ven atraídos a emplear esta herramienta tecnológica y buscan en ella todo lo que no pueden encontrar en sus hogares, evidenciándose esto mayormente en los jóvenes que viven solos y que no tienen alguna persona adulta que pueda orientarlos; generando esto problemas consecuentes como la depresión.

1.2. Formulación del Problema y Alternativa de Solución.

1.2.1. Formulación del Problema

a) Problemas General.

- ¿Cuál es el grado de correlación que existe entre el uso del internet y el nivel de depresión en los alumnos del I ciclo de la Universidad de Huánuco, 2012?

b) Problemas Específicos.

- ¿Cuál es el uso que le dan al internet?
- ¿Cuál es el nivel de depresión?
- ¿Cuál es la correlación entre el uso del internet para revisar las redes sociales y el nivel depresión?
- ¿Cuál es la correlación entre el uso del internet para ser utilizados en videos/ juegos y el nivel depresión?
- ¿Cuál la correlación entre el uso del internet para el empleo en labores académicas y el nivel depresión?

1.2.2. Planteamiento del Propósito o Alternativa de Solución.

El presente proyecto posee el propósito de determinar la influencia del uso desmedido del internet sobre los niveles de depresión de los alumnos del I ciclo de Universidad de Huánuco, ya que dicha población se encuentra propensa a esta adicción por la incursión de las redes sociales.

Las universidades por ser casa de estudios formadores de jóvenes incluyen dentro de sus planes de estudios las aulas virtuales, la investigación continua y otros por lo que los jóvenes se ven en la necesidad de estar en contacto continuo y permanente con el internet.

Huánuco por ser capital de región cuenta con la conexión a internet permanente, de estos se ven beneficiados las empresas que brindan este tipo de servicios que se ven obligados a innovar sus ofertas como es el caso del internet fijo, internet inalámbrico e incluso las diferentes velocidades de transmisión de datos.

La mayoría usa Internet como modo de desahogo o realizar sus fantasías. Según lo observado el uso de Internet es razonable y no excesivo y cuando así sea en algunos, este va disminuyendo con el tiempo, muchas veces hasta desaparecer, no conformando un síndrome de adicción a Internet.

1.3. Trascendencia Teórica, Técnica y Académica.

El aporte del presente proyecto investigativo en la Región Huánuco es de vital importancia, ya que ayudará a proporcionar datos importantes como es el uso del internet y su relación con posibles patologías mentales que se pueden desarrollar por la adicción a esta herramienta.

Las redes sociales en la actualidad influyen en el desarrollo social de las personas, no sólo en el mundo sino también en esta parte del País ya que no debemos olvidar que en el Perú el 42 % de los jóvenes usan el internet y ven en las redes sociales una forma de intercambiar información y relacionarse con otras personas de una manera más rápida y sencilla.

De esta manera conociendo los niveles de depresión que los alumnos de esta casa superior de estudios se encuentran sometidos por el uso desmedido del internet, permite a las autoridades tomar una serie de medidas correctivas que ayuden a aplacar esta adicción ya que pueden conducir a trastornos patológicos serios que pueden alterar su salud mental.

1.4. Antecedentes Inmediatos.

Los Perfiles de Personalidad diferenciales de los usuarios de Internet, realizado por José Fernandéz Seara en el año 2007 para obtener su grado de magister con mención en Psicología Aplicada en la Universidad de Oviedo, España, llegó a la conclusión que trastorno o síndrome de adicción a Internet, establece cuatro perfiles: los profesionales, los aficionados, los perturbadores y los adictos. Los profesionales, son definidos como aquellos que dedican largos períodos de su tiempo de trabajo al uso y manejo del ordenador y de Internet para conseguir información, crear contenidos o programas, y, si bien esto puede crear adicción, "lo más común es que con el tiempo ese trabajo se pueda convertir en algo pesado y causar cierto hastío, tedio y desencanto. Los aficionados, personas interesadas en la Red por sus contenidos y para lograr propósitos, hacer intercambios o socializar, pero todo en un marco de normalidad, sin establecer demasiados lazos ni que se creen interferencias en el desarrollo normal de sus actividades y obligaciones. Los perturbadores, un grupo heterogéneo que incluye a hackers, usuarios que por motivos distintos emplean Internet para perturbar, perjudicar, molestar, aprovecharse y causar daños y problemas a otros usuarios. Los adictos como aquellos individuos que dependen y piensan demasiado en Internet, que interfiere en el desarrollo normal de su vida, actividades y obligaciones, y que sienten la necesidad de incrementar el tiempo de conexión al ordenador. Esta investigación contribuyó con el presente trabajo de investigación, mediante el aporte de la relación del síndrome de adicción a Internet el cual indica que se trata de una adicción o dependencia que se caracteriza sobre todo por una falta de control personal, por un uso abusivo del ordenador, por una excesiva dependencia de Internet y por una distorsión de los objetivos personales, familiares o profesionales, a demás cita que entre los síntomas más importantes de este trastorno se encuentran la ansiedad, la agitación psicomotriz, la irritabilidad, los cambios en los patrones del sueño, entre otros.

La adicción al Internet, realizado por Adán Lázaro González en el año 2007, para optar el grado de magister en Ingeniería con mención en sistemas computacionales en la Universidad de San Martín Texmelucan, México llegó a las siguientes conclusiones: No existe una relación regular entre edad y frecuencia de uso del internet, es decir, el problema puede afectar a usuarios de todas las edades, la mayoría de las personas más jóvenes usan el Internet para entretenerse (53.84%); el 46.15% de los encuestados no saben de efectos negativos del Internet usado en exceso; el tiempo promedio de uso es de 30-120 minutos por sesión, aumentando la tendencia en las personas más jóvenes (46.15%); el 46.15% de los encuestados no sabe de los efectos adictivos del Internet, el 30.76% si lo sabe ; el 53.48% de la muestra niega que ha acudido al Internet por soledad, lo que afirma un síntoma de adicción, que es propiamente la negación. Esta investigación contribuyó con el presente trabajo de investigación puesto que los resultados obtenidos demuestran que no hay relación entre la frecuencia del uso del internet y la edad, mencionando que los jóvenes en mayor porcentaje emplean esta herramienta tecnológica a su vez demuestra que la mayoría de los encuestados no saben los problemas que acarrea la adicción al uso del internet y sus secuelas como los cambios psicológicos negativos, alteraciones del humor, ansiedad o impaciencia por la lentitud de las conexiones o por no encontrar lo que se busca o a quien se busca, irritabilidad en caso de interrupción, incapacidad para salirse de la pantalla, etc.

El uso de Internet como herramienta pedagógica para facilitar el Aprendizaje Colaborativo y Profundo, presentado por Herminia Salinas Gálvez en el año 2004 para optar el grado de Magister en educación con mención en Informática Educativa en la Universidad de Chile, concluye que los alumnos mejoraron significativamente el rendimiento, si se comparan los resultados del test diagnóstico con el certamen final, si bien el test inicial sólo demandaba destrezas cognitivas de memorización, también hay que tener presente que la adquisición de este conocimiento no es formal, sino más bien cotidiano, y por lo tanto, la calidad de él, varía considerablemente de un individuo a otro. Sin embargo, hay algunos puntos que llaman la atención, considerando que la elección de una carrera universitaria implica una de las decisiones más importantes en la vida (para muchos la primera decisión importante), uno pudiese pensar que los candidatos a éstas, se han informado previamente acerca de sus características, el campo laboral, las funciones que cumple, etc. por lo que, esperábamos tener mejores resultados al inicio. Por otra parte, estamos conscientes que más o menos el 40% de los que ingresan a nuestra carrera, lo hacen porque el puntaje para ingresar a Medicina no fue suficiente, por lo que el factor motivacional, puede estar influyendo, al momento de enfrentarlos con la prueba diagnóstica. Esta investigación contribuyó con la presente investigación puesto que los resultados obtenidos corroboran que la herramienta tecnológica del internet, si es usado de una manera controlada y bien direccionada, previa capacitación en cuanto a su uso, ventajas y desventajas que puede traer consigo aporta de manera significativa en el aspecto académico contribuyendo así en el aprendizaje colaborativo.

Los niveles de depresión en adolescentes del 5° de secundaria de un colegio nacional, presentado por Josue Egoavil Dorregaray, en el año 1997 para optar el grado de Magister en Educación con mención en Docencia Universitaria en la Universidad Nacional Mayor de San Marcos, concluyó que a mayor grado de instrucción, menor índice depresivo; se encontró también que un factor importante en el desarrollo de los síntomas depresivos, es el sexo femenino. Por otro lado, considerando la variable sexo, se encontró que en las mujeres es más intenso, acentuándose los grados depresivos.De acuerdo a la hipótesis teórica se dice que existe una relación entre el factor género y la intensidad de la Depresión, logrando determinar que efectivamente puede existir tal relación, probablemente debido a que en nuestro medio la mujer se encuentra sujeta a una serie de condiciones y presiones de tipo social, que repercuten en su propia identidad y autoestima, que al verse disminuidas van a implicar que los estímulos depresores del medio puedan afectarle significativamente. Esta investigación contribuyó con la presente investigación puesto que los resultados no hacen sino indicar que efectivamente en el proceso de adquisición de los síntomas depresivos, en la muestra, existe una relación en cuanto al género en el caso de los hombres, nosotros encontramos que tienen mayor concentración dentro de los niveles normales, probablemente debido a que en nuestra sociedad tiene mayores posibilidades de canalizar su depresión en otras actividades socialmente aceptadas, que van a disminuir los efectos de los estímulos estresores.

La convergencia multimedia: Un marco interpretativo para la actuación reciente de la tecnología de la información y comunicación en la comunicación social, presentada por Eduardo Villanueva Mansilla, en el año 2011, para optar el grado de Magister en Comunicaciones en la Pontificia Universidad Católica del Perú, concluyó que a través de este trabajo se busca proponer una nueva manera de aproximarse a la Internet y más específicamente a la World Wide Web: no por ella misma, sino como catalizadora de una renovación casi revolucionaria en la industria de las telecomunicaciones y los medios masivos. Esta renovación se puede caracterizar como la aparición de medios digitales de banda ancha orientados a públicos disimiles, mediante computadoras o dispositivos programables en general, pero usando una tecnología de señales plenamente compatibles con prácticamente todas las redes físicas existentes, y al mismo tiempo demandante de un significativo aumento de capacidad de transporte de datos, así como de la asimilación de los medios mencionados por los públicos varios a los que se orientan estos nuevos servicios. Esta investigación contribuyó con la presente investigación ya que al mezclar tanto servicios como medios de comunicación en un sistema global pero personalizable de información, la Internet no puede definirse bajo categorías tradicionales, sino que requiere de un acercamiento que tome en cuenta la diferencia esencial entre la experiencia comunicacional que ofrece frente a cualquier otro medio o servicio de comunicación. Así, la Internet utiliza toda su infraestructura tecnológica para facilitar conversaciones propias de la comunicación interpersonal; es un mecanismo para la búsqueda individual de información; sirve para acceder a contenidos complementarios de los medios masivos; y eventualmente, sirve para sobrepasar los canales tradicionales de distribución y venta de los productos comerciales del mundo real. Muchas cosas divergentes a la vez que pueden ser aprovechadas prácticamente de manera simultánea. La mayor flexibilidad y la falta de control centralizado, características ya establecidas, presentan posibilidades de resolución de las tensiones que no pueden estimarse a priori.

Correlación del Uso Indebido de Internet y el Desarrollo del Pensamiento Crítico de los/las alumnos/as de Quinto Grado de Secundaria de la Institución Educativa N° 88388 San Luis de la Paz-Chimbote presentada por Gladys Carmen López Acuña y Martha Isabel López Acuña en el año 2007, para optar el grado de magister en Educación con mención en Administración de la Educación en la Universidad César Vallejo de Trujillo, concluyó que al relacionar el Uso de Internet con el Pensamiento Crítico se encontró relación significativa entre las dos características, cuando el Internet se usa en forma indebida, el Pensamiento Crítico de los alumnos se afecta negativamente, pues este tiende a ser deficiente; mientras que los alumnos que no hacen uso indebido del Internet tienen mejores resultados. Este Trabajo contribuyó con la presente investigación puesto que menciona que las facilidades que brinda la Internet como fuente de información generan al mismo tiempo aspectos negativos en la formación académica de los estudiantes, mismos que deben ser atendidas por quienes ejercen la función de formación educativa en las universidades. El aspecto negativo del Internet proviene de su propia naturaleza sin regulaciones y restricciones. El intercambio de información es libre y sin control, lo que da como resultado una confusión de opciones en la difusión de trabajos académicos cuyo contenido puede ser falso, con errores o por que la información no está actualizada. El conflicto de esta situación radica en el hecho de que los estudiantes de educación superior han conceptualizado al Internet como una fuente confiable y verídica en los contenidos temáticos que se publican en las páginas Web.

Relación del Uso del internet con el Temperamento y el Rendimiento Académico de los alumnos del Tercer Grado de educación Secundaria de la Instituciones Educativas de Huánuco 2010, presentado por Glicilda Vila Carbajal Valladares y Karina Juliana Remigio Jara en el año 2010, para optar el grado de Magister en Educación con mención en Administración de la Educación en Universidad César Vallejo de Trujillo, concluyó de qué manera el uso de internet influye sobre el temperamento y el rendimiento académico de los alumnos del tercer grado de educación secundaria de Huánuco, observándose al final de la investigación que el uso del internet no se relaciona con el temperamento de los estudiantes pero si con el rendimiento académico. Este trabajo contribuyó con la presente investigación ya que vislumbra que el número de ordenadores y conexiones al internet ha ido en incremento en los hogares a nivel de la ciudad de Huánuco, lo que hace notar que esta herramienta tecnológica ya se ubica como uno de los primeros distractores en las casas, quitando tiempo al quehacer cotidiano como labores académicas y las labores propias del hogar. De esta forma mediante esta investigación realizada a nivel de las instituciones educativas de la ciudad se ve que la frecuencia del uso del internet afecta de manera directa el rendimiento académico en escolares.

1.5. Objetivos.

1.5.1. Objetivo General.

- Determinar el grado de correlación que existe entre el uso del internet y el nivel de depresión en los alumnos del I ciclo de la Universidad de Huánuco, 2012.

1.5.2. Objetivos Específicos.

- Identificar el uso que le dan al Internet.
- Identificar el nivel de depresión.
- Determinar la correlación entre el uso del internet para revisar las redes sociales y el nivel depresión.

- Determinar la correlación entre el uso del internet para ser utilizados en videos/ juegos y el nivel depresión.
- Determinar la correlación entre el uso del internet para el empleo en labores académicas y el nivel depresión.

CAPÍTULO II

2. REFERENCIA TEÓRICA RELACIONADA AL USO DEL INTERNET Y LA DEPRESIÓN.

2.1 Antecedentes Teóricos

Los orígenes del internet se remonta a la década de 1960, dentro de ARPA (hoy DARPA), como respuesta a la necesidad de esta organización de buscar la mejor manera de usar los computadores desde ese entonces, pero enfrentados al problema de que los principales investigadores y laboratorios deseaban tener sus propios computadores, lo que no sólo era más costoso, sino que provocaba una duplicación de esfuerzos y recursos. Así nace ARPANet (Advanced Research Projects Agency Network o Red de la Agencia para los Proyectos de Investigación Avanzada de los Estados Unidos), que nos legó el trazado de una red inicial de comunicaciones de alta velocidad a la cual fueron integrándose otras instituciones gubernamentales y redes académicas durante los años 70 (Ben Segal, 1995).

Investigadores, científicos, profesores y estudiantes se beneficiaron de la comunicación con otras instituciones y colegas en su rama, así como de la posibilidad de consultar la información disponible en otros centros académicos y de investigación. De igual manera, disfrutaron de la nueva habilidad para publicar y hacer disponible a otros la información generada en sus actividades.

De esta manera los usuarios de este servicio experimentaron una singular fascinación cuando se conectaban a Internet por las diferentes ventajas que ofrecía, de ahí que los tiempos de conexión iban aumentando progresivamente. El problema era determinar, ¿cuál es el límite de tiempo diario, dedicado a Internet, para afirmar que se padece una adicción? Algunos estudios demuestran que aparece una gráfica de utilización que se caracteriza por altas frecuencias de uso en las primeras semanas.

Dicha curva va descendiendo, de manera progresiva, hasta estabilizarse en valores que representan una fracción de los períodos iniciales.

Cuando el uso de Internet interfiera de un modo significativo con las actividades habituales es cuando podrá ser considerado patológico. Sin embargo la interferencia sobre los hábitos de vida no es un criterio estable ya que varía tremendamente de unos sujetos a otros, variando en función de las disponibilidades de tiempo, dinero y de numerosas circunstancias tanto personales como familiares. Algunos psicólogos norteamericanos consideran que las nuevas tecnologías son, por sí mismas, adictivas, ya que los patrones de comportamiento son similares a los del juego patológico o la bulimia (Factors Associated with Internet Addiction among Adolescents, 2009).

Algunos resultados de otras investigaciones nos indican que los jóvenes que no tienen en un principio problemas de salud mental, pero que usan internet patológicamente, pueden desarrollar depresiones como consecuencia de ello, ahora trasladar esta interrogativa a nuestra realidad y determinar cómo es la relación entre estas premisas es la labor de la presente investigación.

2.2. Aspectos Conceptuales.

2.2.1. <u>Uso del Internet:</u>

Internet le ha cambiado la forma de comunicarse al mundo entero, toda la información que anteriormente resultaba tal vez difícil de poder conseguir, hoy en día se encuentra al alcance de nuestra mano sin importar el país de origen de donde sea buscada y extraída.

El Internet viene a ser una red de comunicaciones de cobertura mundial, que te da toda posibilidad de poder intercambiar e informar a través de un ordenador que este situado en cualquier parte del mundo.

De seguro al ver las iniciales WWW te abre la mente al mundo cibernético ¿Verdad?, Vale la pena mencionar que estas iniciales significan World Wide Web lo que se traduce como "Telaraña de Cobertura Mundial", estas iniciales son utilizadas como herramientas para navegar y acceder a la información de diferentes tipos ya sea texto, imágenes, videos, y más sin importar de que otro lado del mundo se encuentre; así mismo nos da toda posibilidad de contactarnos instantáneamente con el resto del mundo, desde un sencillo saludos hasta alguna noticia de último minuto.

Al momento de querer ingresar a alguna pagina de tu interés, sólo ingresa al navegador, y agrega la dirección en la barra de dirección, coloca la pagina que estás buscando, y si en el caso no la tenga puedes optar por algún buscador, estos te ayudarán a resolver tus problemas lanzando algunas páginas que podrían interesarte. Como verás es una forma fácil de iniciar una conexión sencilla a una página que desees observar.

Con el Internet nacieron nuevos términos a tener en cuenta como los protocolos TCP/IP, los hipertextos, las descargas, la mensajería instantánea, el correo electrónico y hasta la telefonía y televisión a través del ciberespacio. (Ben Segal, 1995).

2.2.2. Depresión:

El término depresión se define como el sufrimiento mental se presenta de muchas maneras, la Depresión es la más común. En todo el mundo millones de personas sufren, según los cálculos, de depresión biológica aguda, la cual requiere una atención médica que no necesariamente reciben. Junto a estos millones de personas que presentan síntomas de depresión, hay otros cientos de miles que padecen "depresión encubierta", por lo que no se dan cuenta que sus dolores físicos, son, en realidad síntomas de depresión. En general la depresión es el "resfrío común" de la psiquiatría. Es un estado que provoca más consultas al médico, incluidos los virus, la hipertensión arterial, el dolor de cabeza y por cierto el resfrío común (Rozados, Depresión y Enfermedad Orgánica, 2005, pág 46).

Todo paciente tiene derecho a acceder a un volumen razonable de información sobre su enfermedad, pero más allá de ese derecho, el informar al paciente y a su grupo familiar puede llegar a constituirse en uno de los puntos más importantes del plan de tratamiento. La comprensión dinámica de la enfermedad, de su curso y de su tratamiento puede facilitar el establecimiento de cooperación entre el grupo familiar, el paciente y el médico. Este tipo de cooperación ayuda en la ejecución del tratamiento y hace que las recaídas sean menos problemáticas. Por ejemplo, la esposa que llega a entender que los síntomas perturbantes de la depresión no son culpa de su marido, que él no puede controlar esos síntomas, se pondrá menos hostil y enojada, y tendrá mayor capacidad para brindarle un apoyo afectivo. El paciente que sabe que la depresión es una enfermedad médica que puede ser tratada, con toda probabilidad seguirá las instrucciones médicas. Así también el paciente que entiende que la depresión tiene recaídas, con mayor probabilidad informará al médico sobre la presencia de síntomas larvados mientras todavía sean fácilmente controlables.

Las entrevistas esclarecedoras son en general, simples, y surgen por preguntas hechas por el paciente y sus familiares, pero los puntos básicos de la depresión deben enunciarse una y otra vez en futuras consultas. Muchas personas tienen un sorprendente volumen de información errónea sobre la depresión, lo cual les impide realmente escuchar lo que se les está diciendo. Además, comprender la depresión especialmente cuando es propia, no es tarea fácil. En cada entrevista tres puntos deben formar la base de la aclaración de la depresión:

- La depresión es una enfermedad médica.
- La depresión no es culpa del paciente o de su grupo familiar.
- La depresión puede ser tratada.

La entrevista durante la cual se esclarece la depresión también debe incluir la posibilidad de que se requiera una derivación a otros especialistas en ese momento o en el futuro. La entrevista que se efectúa seguidamente es entre el médico y el grupo familiar, pero debe incluirse la misma información en una entrevista esclarecedora entre el médico y el paciente.

2.3. Base Teórica o Teoría en la que se Sustenta.

En la revista estadounidense "Archives of Pediatrics & Adolescent Medicine" (2009), se ha publicado el primer estudio que realiza una secuencia cronológica entre el empleo patológico de internet y la depresión en una muestra entre adolescentes sanos. "Los resultados indican que los jóvenes que no tienen en un principio problemas de salud mental, pero que usan internet patológicamente (20 a 30 Horas a la Semana), pueden desarrollar depresiones como consecuencia de ello", explica uno de los autores (Lam, Peng, 2009).

Nueve meses después del comienzo del estudio, los jóvenes en su mayoría de 15 años, tras realizar un cuestionario previo, presentaban un riesgo de depresión aproximadamente dos veces y medio superior entre los que usaban internet con asiduidad y aquellos que lo hacían esporádicamente. Las preguntas a las que se les sometían eran del estilo de: ¿Con qué frecuencia te sientes depresivo, malhumorado o nervioso cuando no estás conectado?, ¿Estos sentimientos desaparecen cuando te conectas? y ayudaron a esclarecer que no existe relación entre un uso continuado de internet y el incremento de ansiedad, aunque sí de la depresión.

Con el aumento creciente del tiempo de conexión a la Red en todo el mundo, este estudio abre una puerta a la prevención de la enfermedad mental entre jóvenes, en particular en países en vía de desarrollo como es el caso de China y porque no en Sudamérica. No olvidemos que la depresión es una forma efectiva de alterar la productividad académica y laboral de esta población estudiantil sino es tratada a tiempo (Lam, Peng, 2009).

2.4. Palabras Claves.

Internet:

Internet es un conjunto descentralizado de redes de comunicación interconectadas que utilizan la familia de protocolos TCP/IP, garantizando que las redes físicas heterogéneas que la componen funcionen como una red lógica única, de alcance mundial. Sus orígenes se remontan a 1969, cuando se estableció la primera conexión de computadoras, conocida como ARPANET, entre tres universidades en California y una en Utah, Estados Unidos (Castells , La Galaxia Intenet, 2001).

a. Herramienta de Trabajo.

Según Metzner-Szigeth (2006) con la aparición de Internet y de las conexiones de alta velocidad disponibles al público, Internet ha alterado de manera significativa la manera de trabajar de algunas personas al poder hacerlo desde sus respectivos hogares. Internet ha permitido a estas personas mayor flexibilidad en términos de horarios y de localización, contrariamente a la jornada laboral tradicional, que suele ocupar la mañana y parte de la tarde, en la cual los empleados se desplazan al lugar de trabajo.

Internet ha impulsado el fenómeno de la Globalización y junto con la llamada desmaterialización de la economía ha dado lugar al nacimiento de una Nueva Economía caracterizada por la utilización de la red en todos los procesos de incremento de valor de la empresa (Metzner-Szigeth, Internet y Transformación Socio cultural, 2006).

b. Redes Sociales.

El software germinal de las redes sociales parte de la teoría de los Seis grados de separación, según la cual toda la gente del planeta está conectada a través de no más de seis personas. De hecho, existe una patente en EEUU conocida como six degrees patent por la que ya han pagado Tribe y LinkedIn. Hay otras muchas patentes que protegen la tecnología para automatizar la creación de redes y las aplicaciones relacionadas con éstas.

Según esta Teoría, cada persona conoce de media, entre amigos, familiares y compañeros de trabajo o escuela, a unas 100 personas. Si cada uno de esos amigos o conocidos cercanos se relaciona con otras 100 personas, cualquier individuo puede pasar un recado a 10.000 personas más tan solo pidiendo a un amigo que pase el mensaje a sus amigos.

En estas comunidades, un número inicial de participantes envían mensajes a miembros de su propia red social invitándoles a unirse al sitio. Los nuevos participantes repiten el proceso, creciendo el número total de miembros y los enlaces de la red. Los sitios ofrecen características como actualización automática de la libreta de direcciones, perfiles visibles, la capacidad de crear nuevos enlaces mediante servicios de presentación y otras maneras de conexión social en línea. Las redes sociales también pueden crearse en torno a las relaciones comerciales.

El establecimiento combinado de contactos (blended networking) es una aproximación a la red social que combina elementos en línea y del mundo real para crear una mezcla. Una red social de personas es combinada si se establece mediante eventos cara a cara y una comunidad en línea. Los dos elementos de la mezcla se complementan el uno al otro. Vea también computación social.

c. Adicción al Internet.

Griffiths (1997), señala la existencia de lo que él llama "adicciones tecnológicas", que se definen como adicciones no químicas que involucran la interacción hombre-máquina. Estas pueden ser pasivas (como la televisión) o activas (como los juegos de ordenador o Internet). Esta sería una modalidad de las adicciones psicológicas o conductuales, que a su vez incluiría a la adicción a Internet. (Griffiths, Tecnological Addiccions, 1997).

Varios autores (Echeburúa, 1999; Griffiths 1998) han señalado que Internet podría ser, en la mayoría se los casos, sólo un medio o "lugar" donde alimentar otras adicciones o trastornos (Ej. adicción al sexo, ludopatía o parafilias), aunque también señalan que existen casos de adicción a Internet por sí mismo.

Depresión:

La American Accreditation HealthCare Commission (2007), define a la depresión como el hecho de sentirse triste, melancólico, infeliz, abatido o derrumbado. La mayoría de nosotros se siente de esta manera una que otra vez durante períodos cortos.

La depresión leve es la sensación de sentirse triste, decaído emocionalmente y la pérdida de interés en las cosas que antes uno disfrutaba. La depresión no es culpa de la persona que la padece, como tampoco es una debilidad de la personalidad. La depresión leve es una enfermedad común que en ocasiones el propio paciente ignora o niega. El peligro que entrañan las depresiones leves es que sus víctimas no se definen a sí mismas como depresivas. Las personas con depresión leve suelen pensar que todo el mundo se siente como ellas, que es normal su tristeza.

La depresión moderada se sitúa entre la depresión leve y la mayor, y se presenta con los mismos síntomas: falta de interés en actividades placenteras y dificultad en completar tareas simples. La depresión moderada puede tener un impacto negativo en las áreas profesionales, sociales y domésticas. La depresión moderada puede resultar en que los sentimientos sean heridos fácilmente en las relaciones personales y la preocupación innecesaria para el desempeño del trabajo.

La depresión grave, denominada también depresión clínica o unipolar, es un tipo de trastorno afectivo (llamado también trastorno del estado de ánimo) que supera los altibajos cotidianos, y que se ha convertido no sólo en un trastorno médico serio sino también en un motivo importante de preocupación de la salud en Estados Unidos (Rozados, Depresión y enfermedad Orgánica, 2005).

El Instituto Nacional de la Salud Mental (National Institute of Mental Health, NIMH), que forma parte de los Institutos Nacionales de la Salud (National Institutes of Health, NIH) informa que:

a. Autoestima.

David V. Sheslow, PhD. define la autoestima, descomponiendo el término en dos palabras: Estima es una palabra extravagante que expresa que alguien o algo son importantes o que se da valor a esa persona o cosa. Por ejemplo, si realmente admiras al papá de tu amigo porque ofrece sus servicios como voluntario en el cuerpo de bomberos, significa que lo tienes en gran estima. Y el trofeo especial para el mejor jugador de un equipo se denomina, por lo general, "estimado trofeo". Eso significa que el trofeo representa un logro importante.

Y auto significa, tú mismo. Así que une ambas palabras y será más fácil entender qué es la autoestima. Se refiere a cuánto te valoras a ti mismo y lo importante que te consideras. Hace referencia a cómo te ves a ti mismo y cómo te sientes por tus logros.

La autoestima no significa alardear de lo maravilloso que eres sino, más bien, saber discretamente que vales mucho (de hecho, ¡que no tienes precio!). No se trata de pensar que eres perfecto "porque nadie lo es" sino de saber que eres digno de ser amado y aceptado.

b. Estado de Ánimo.

Thayer (2001), el estado de ánimo es un estado emocional que permanece durante un período relativamente largo. Se diferencian de las emociones en que es menos específicos, menos intensos, más duraderos y menos dados a ser activados por un determinado estímulo o evento.

Los estados de ánimo se diferencian del temperamento o la personalidad, los cuales generalmente no suelen tener una componente temporal, si no que son actitudes permanentes en el tiempo. No obstante, determinados tipos de personalidades, como el optimismo o la neurosis pueden predisponer al sujeto a unos determinados estados de ánimo. Ciertas alteraciones del estado de ánimo como la depresión o el trastorno bipolar forman una clase de patologías denominadas trastornos del estado de ánimo.

El estado de ánimo es una relación entre dos variables: energía y tensión. Según esta teoría, el estado de ánimo divergiría entre un estado energético (de más cansado a más activo) y un estado referido al grado de nerviosismo (entre más calmado o más tenso), considerándose el mejor un estado calmado-energético y el peor un estado tenso-cansado. Thayer también defiende una conexión especial entre alimentación y ejercicio físico el estado de ánimo. (Thayer, Calm Energy, 2001).

c. Rendimiento Académico.

Para Julio César Solís Castillo (2009), el rendimiento académico es un indicador del nivel de aprendizaje alcanzado por el alumno, por ello, el sistema educativo brinda tanta importancia a dicho indicador. En tal sentido, el rendimiento académico se convierte en una "tabla imaginaria de medida" para el aprendizaje logrado en el aula, que constituye el objetivo central de la educación. Sin embargo, en el rendimiento académico, intervienen muchas otras variables externas al sujeto, como la calidad del maestro, el ambiente de clase, la familia, el programa educativo, etc., y variables psicológicas o internas, como la actitud hacia la asignatura, la inteligencia, la personalidad, el auto concepto del alumno, la motivación, etc. Es pertinente dejar establecido que aprovechamiento escolar no es sinónimo de rendimiento académico. El rendimiento académico o escolar parte del presupuesto de que el alumno es responsable de su rendimiento. En tanto que el aprovechamiento escolar está referido, más bien, al resultado del proceso enseñanza-aprendizaje, de cuyos niveles de eficiencia son responsables tanto el que enseña como el que aprende.

CAPÍTULO III

3.1. Método y Nivel de Investigación.

El método de investigación fue descriptivo correlacional, porque permitió encontrar la relación entre dos variables, en otras palabras consistió en saber cómo se pudo comportar una variable conociendo el comportamiento de la otra variable.

3.2. Sistema de Hipótesis, Variables y Esquema de Diseño.

a. Hipótesis.

- **Hi:** El uso del internet se correlaciona significativamente con el nivel de depresión de los alumnos del I ciclo de la Universidad de Huánuco, 2012.
- **Ho:** El uso del internet no se correlaciona significativamente con el nivel de depresión de los alumnos del I ciclo de la Universidad de Huánuco, 2012.

b. Sistema de Variables.

<u>Variable 1:</u> **Uso del Internet**

- **Herramienta de Trabajo**
- **Redes Sociales**
- **Adicción al Internet**

<u>Variable 2</u>: **Niveles de Depresión**

Autoestima

- Evidencias de auto aceptación

- Evidencias de conocimiento de sí mismo

Estado de Ánimo

- Evidencias de control en las emociones
- Respuestas a Estímulo

Dimensión 3: Rendimiento Académico

- Evidencian Inteligencia
- Realizan Procesos Cognitivos

c. **Esquema de Diseño.**

El diseño de estudio que se aplicó fue no experimental transversal, porque recolectamos datos en un tiempo único. Los instrumentos se aplicaron en forma consecutiva, tanto la encuesta para determinar el Uso del Internet y la prueba para reconocer los Niveles de Depresión en los Alumnos del I Ciclo de la Universidad de Huánuco, 2012.

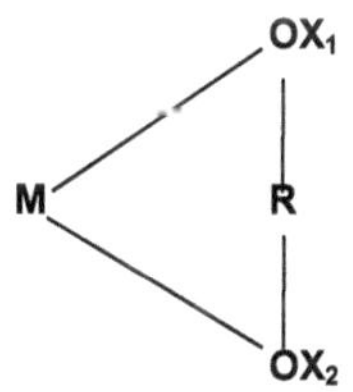

Donde:

M: Representa a la muestra de la población de los alumnos del I Ciclo de la Universidad de Huánuco, 2012.

OX_1: Representa el Uso del Internet, que se determinó mediante una encuesta.

OX_2: Representa el Nivel de Depresión, que se evaluó mediante una prueba.

R: La relación entre las variables.

3.3. Técnicas e Instrumentos.

De acuerdo a los objetivos y al método de mi investigación, se empleo la técnica de encuesta y un Test como instrumento, permitiéndome recoger datos de modo sistemático, válidos y confiables directamente de los contextos y situaciones específicas por las que pasa la muestra investigada.

A su vez se utilizó el fichaje para recoger la teoría científica referida al tema, los antecedentes y la base teórica para establecer el grado de correlación entre las variables.

3.4. Cobertura de la Investigación.

a. Población.

La población para la presente investigación está constituida por los alumnos del I Ciclo de la Universidad de Huánuco, el cual cuenta con 1339 estudiantes cuyas características son:

- Alumnos ingresantes al I Ciclo 2012.
- Las edades fluctúan entre los 16 y 25 años.
- Pertenecen al género femenino y masculino.
- Provienen de escuelas públicas y privadas.
- Provienen de diversos estratos sociales, y se distribuyen en el siguiente cuadro:

CUADRO N° 1

EXAMEN DE ADMISIÓN 2012-1

Carreras Profesionales	Admisión	Traslado Interno	Traslado Externo	Primeros Puestos	Deportistas Calificados	Profesionales	Programa Discapacitados	Ciclo Cero	TOTAL EAP
DERECHO Y CIENCIAS POLÍTICAS	123	8	2	0	0	0	0	5	**138**
OBSTETRICIA	32	0	0	0	0	0	0	1	**33**
INGENIERÍA SISTEMAS E INFORMATICA	26	1	2	0	0	1	0	4	**34**
ENFERMERÍA	73	1	1	0	0	1	0	3	**79**
EDUCACIÓN BÁSICA: INICIAL Y PRIMARIA	29	1	0	0	0	0	0	2	**32**
ODONTOLOGÍA	46	2	5	0	0	2	0	5	**60**
INGENIERÍA CIVIL	239	6	6	0	0	10	0	13	**274**
ARQUITECTURA	50	1	4	0	0	0	0	2	**57**
ADMINISTRACIÓN DE EMPRESAS	209	12	1	0	0	0	0	17	**239**
CONTABILIDAD Y FINANZAS	137	5	0	0	0	4	0	4	**150**
EDUCACIÓN ESPECIALIDAD IDIOMA EXTRANJERO INGLÉS	4	1	0	0	0	0	0	0	**5**
INGENIERIA AMBIENTAL	130	3	2	0	0	6	0	20	**161**
PSICOLOGIA	20	3	1	0	0	0	0	2	**26**
TURISMO, HOTELERIA Y GASTRONOMIA	24	2	0	0	0	0	0	2	**28**
MARKETING Y NEGOCIOS INTERNACIONALES	20	1	0	0	0	0	0	2	**23**
TOTAL	1162	47	24	0	0	24	0	82	**1339**

Fuente: Oficina Central de Admisión Huánuco, 2012.

b. La Muestra.

La técnica para la selección de la muestra fue No Probabilística puesto que todos los sujetos a pertenecer a la muestra fueron elegidos por el investigador teniendo en cuenta los siguientes criterios:

- La mixtura de géneros.
- La diversificación de estratos sociales.

Para determinar la muestra (194 sujetos), he utilizado la siguiente fórmula, para una variable cualitativa con una población finita:

$$n=\frac{Z^2PQN}{Z^2PQ+E^2(N-1)}$$

$$n=\frac{(1.96)^2(0.50)(05.0)(1339)}{(1.96)^2(0.50)(0.50)+(0.065)^2(1339-1)}$$

$$n=\frac{1285.9756}{09604+5.65305}$$

$$n=\frac{1285.9756}{6.61345}$$

$$n=194$$

n= Tamaño de la Muestra.

Z= Distribución Normal Estándar.

Asumiendo la máxima variabilidad:

P= Proporción de Éxito.

Q= Proporción de Fracaso.

N= Total de Alumnos(as) del I Ciclo de la universidad de Huánuco 2012.

E= Error de Estimación.

c. Delimitación geográfico-temporal y temática.

Población de estudios posee una serie de características similares como es su ubicación geográfica ya que son alumnos del I Ciclo de la Universidad de Huánuco ingresantes del primer examen de admisión 2012, a su vez determinaremos como una variable de estudio los alumnos que utilizan con frecuencia el internet.

CAPÍTULO IV

RESULTADOS

4.1. Presentación de resultados en concordancia con las variables y objetivos.

4.1.1. Descripción de Resultados:

De acuerdo a la estadística descriptiva, he organizado los datos en cuadros de frecuencias absolutas y relativas, así como en gráficos de barras. A continuación presento los cuadros y gráficos con su respectiva interpretación.

Coeficiente de Correlación

Mediante el Coeficiente de Correlación de Pearson determinare la relación existente entre las dos variables de estudio, los datos fueron obtenidos de La Encuesta sobre el Uso del Internet y La Prueba para medir el Nivel de Depresión aplicada en los Alumnos del I Ciclo de la Universidad de Huánuco, 2012. Partiendo de dichos datos se confección el Cuadro de Distribución de Frecuencias (Tabla 1), de la cual extraeremos la data aplicable a la fórmula siguiente.

$$r = \frac{N\sum_{i=1}^{N}(XY) - (\sum_{i=1}^{N}X)(\sum_{i=1}^{N}Y)}{\sqrt{[N\sum_{i=1}^{N}X^2 - (\sum_{i=1}^{N}X)^2]\,[N\sum_{i=1}^{N}Y^2 - (\sum_{i=1}^{N}Y)^2]}}$$

$$r = \frac{194(15722) - (1702)(1559)}{\sqrt{[194(16894) - 1702^2]\,[194(15743) - 1559^2]}}$$

$$r = 0.81$$

El coeficiente de correlación es alta y positiva (0.81), lo que indica la validez estadística de la investigación.

Tabla N° 1

Uso del Internet de los Alumnos del I Ciclo de la Universidad de Huánuco, 2012.

Uso del Internet (En Horas/Semana)	Sexo				Total	
	Masculino		Femenino			
	f_i	%	f_i	%	f_i	%
Medio (0-7 Horas)	38	44.19	34	31.48	72	37.11
Alto (8-14 Horas)	44	51.16	68	62.96	112	57.73
Muy Alto (+15 Horas)	4	4.65	6	5.56	10	5.16
Total	86	100.00	108	100.00	194	100.00

Fuente: Encuesta sobre el Uso del Internet aplicado en los Alumnos del I Ciclo de la Universidad de Huánuco, 2012.

Análisis e Interpretación:

En la presente tabla se observa que del total de alumnos del sexo masculino el 51.16% hace un uso Alto de Internet en un promedio de 8 a 14 Horas a la semana. En cuanto a los alumnos del sexo femenino el 62.96% hace un uso Alto de Internet.

Por otra parte el 44.19% de los alumnos del sexo masculino hace un uso Medio de Internet, el cual se encuentra en rango de las 1 a 7 horas a la semana. Los alumnos de sexo femenino hace un uso Medio de internet del 31.48%.

Finalmente los alumnos del sexo masculino que hacen uso Muy Alto de Internet mayor de 15 horas a la semana es de 4.65%, en el caso de los alumnos del sexo femenino que hacen uso Muy Alto de Internet es de 5.56%.

Visto los resultados obtenidos se pude catalogar que la mayor parte de los alumnos encuestados emplean el internet en un nivel moderado a alto, vislumbrándose el mayor uso por parte del género femenino.

Gráfico N° 1

Uso del Internet de los Alumnos del I Ciclo de la Universidad de Huánuco, 2012.

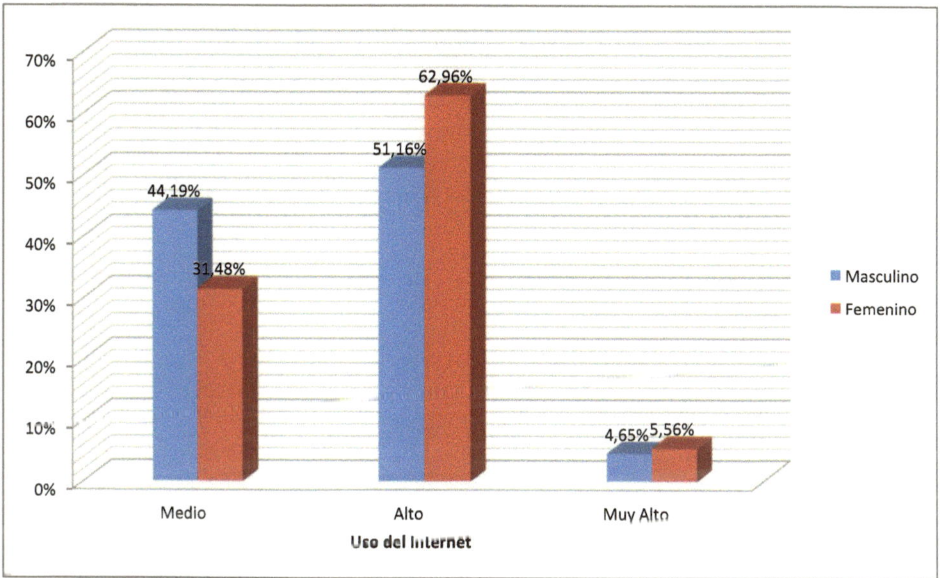

Fuente: Tabla 1.
Elaboración: El investigador

Tabla N° 2

Nivel de Depresión de los Alumnos del I Ciclo de la Universidad de Huánuco, 2012.

Nivel de Depresión	Sexo				Total	
	Masculino		Femenino			
	f_i	%	f_i	%	f_i	%
Leve (0-8 pts.)	48	56.47	53	48.62	101	52.06
Moderado (9-14 pts.)	33	38.82	50	45.87	83	42.78
Grave (15-20 pts.)	4	4.71	6	5.51	10	5.16
Total	85	100.00	109	100.00	194	100.00

Fuente: Prueba para medir el Nivel de Depresión aplicada en los Alumnos del I Ciclo de la Universidad de Huánuco, 2012.

Análisis e Interpretación:

En la tabla se presenta los niveles de depresión de los alumnos del I Ciclo de la Universidad de Huánuco, 2012 y los resultados hallados son los siguientes:

Del total de alumnos del sexo masculino el 56.47% ha obtenido un Nivel de Depresión Leve; el 38.82% posee un Nivel de Depresión Moderado y el 4.71% tiene un Nivel de Depresión Grave.

En cuanto a los alumnos del sexo femenino el 48.62% posee un Nivel de Depresión Leve, el 45.87% Nivel de Depresión Moderado y el 5.51% Nivel de Depresión Grave.

Visto los resultados obtenidos se entiende que al 94.84% se encuentran entre el nivel leve y moderado, demostrando de esta formas la alta incidencia de depresión en los alumnos de la Universidad.

Gráfico N° 2

Nivel de Depresión de los Alumnos del I Ciclo de la Universidad de Huánuco, 2012.

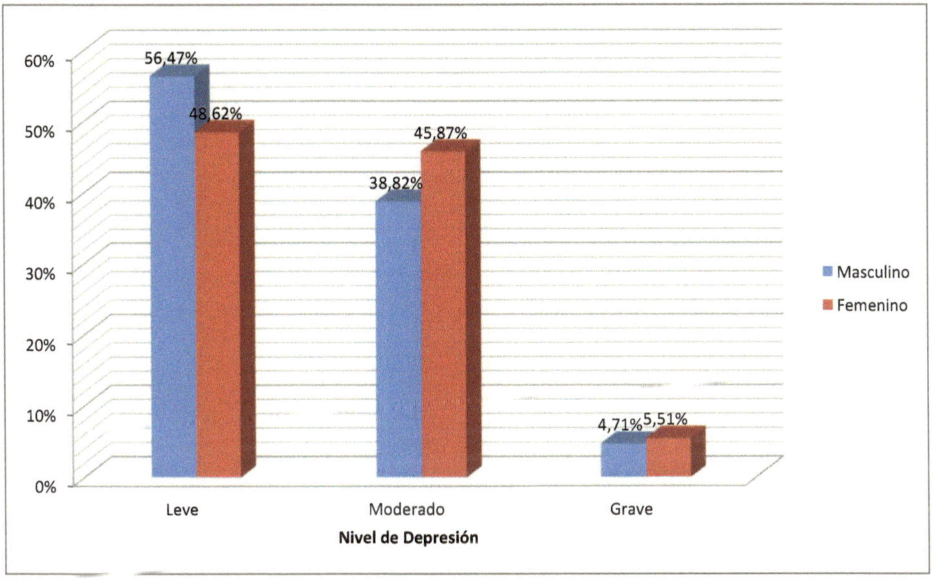

Fuente: Tabla 2.
Elaboración: El investigador

Tabla N° 3

Resultado de la Correlación entre el Uso del Internet para revisar las Redes Sociales y el Nivel Depresión en los Alumnos del I Ciclo de la Universidad de Huánuco, 2012.

Nivel de Depresión	Uso del Internet / "Redes Sociales"				Total	
	SÍ		No			
	f_i	%	f_i	%	f_i	%
Leve (0-8 pts.)	62	52.99	39	50.65	101	52.06
Moderado (9-14 pts.)	48	41.03	35	45.45	83	42.78
Grave (15-20 pts.)	7	5.98	3	3.90	10	5.16
Total	117	100.00	77	100.00	194	100.00

Fuente: Encuesta sobre el Uso del Internet aplicado en los Alumnos del I Ciclo de la Universidad de Huánuco, 2012. Prueba para medir el Nivel de Depresión aplicada en los Alumnos del I Ciclo de la Universidad de Huánuco, 2012.

Análisis e Interpretación:

Los alumnos del I Ciclo de la Universidad de Huánuco, 2012; que hacen uso del internet para revisar las Redes Sociales poseen 52.99% de Nivel de Depresión Leve, el 41.03% Nivel de Depresión Moderada y 5.98% Nivel de Depresión Grave.

Los alumnos del I Ciclo de la Universidad de Huánuco 2012 que no hacen uso del internet en Redes Sociales el 50.65% tienen un Nivel de Depresión Leve, el 45.45% Nivel de Depresión Moderado y el 3.90% Nivel de Depresión Grave.

De los resultados obtenidos se vislumbra que la mayor parte de alumnos que usan el internet para las redes sociales poseen un nivel de depresión leve – moderado, mientras que un 5.98% poseen un nivel grave de depresión.

Gráfico N° 3

Resultado de la Correlación entre el Uso del Internet para revisar las Redes Sociales y el Nivel Depresión en los Alumnos del I Ciclo de la Universidad de Huánuco, 2012.

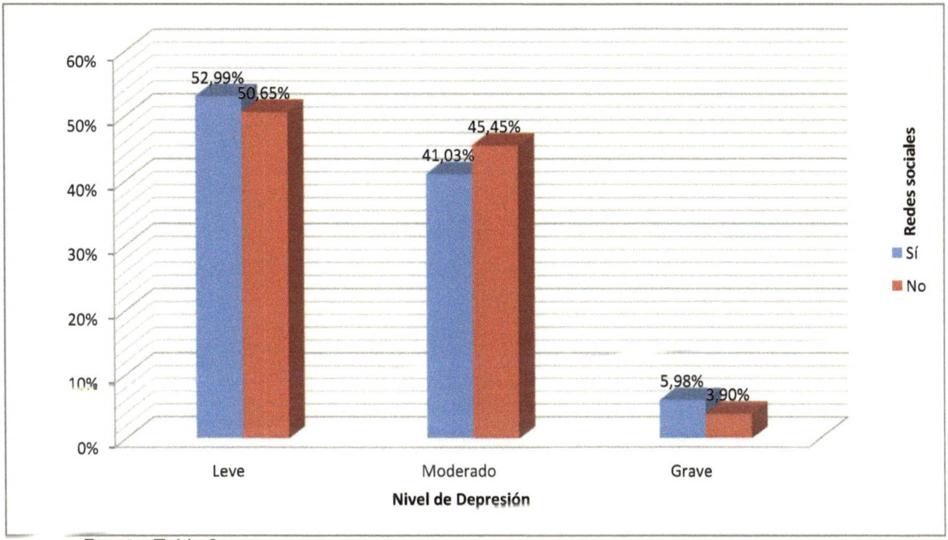

Fuente: Tabla 3.
Elaboración: El investigador

Tabla N° 4

Resultado de la Correlación entre el Uso del Internet para ser utilizados en Videos/ Juegos y el Nivel Depresión en los Alumnos del I Ciclo de la Universidad de Huánuco, 2012.

Nivel de Depresión	Uso del Internet / "Videos/Juegos"				Total	
	Sí		No			
	f_i	%	f_i	%	f_i	%
Leve (0-8 pts.)	20	40.00	81	56.25	101	52.06
Moderado (9-14 pts.)	28	56.00	55	38.19	83	42.78
Grave (15-20 pts.)	2	4.00	8	5.56	10	5.16
Total	50	100.00	144	100.00	194	100.00

Fuente: Encuesta sobre el Uso del Internet aplicado en los Alumnos del I Ciclo de la Universidad de Huánuco, 2012. Prueba para medir el Nivel de Depresión aplicada en los Alumnos del I Ciclo de la Universidad de Huánuco, 2012.

Análisis e Interpretación:

Los alumnos del I Ciclo de la Universidad de Huánuco, 2012; que hacen uso del internet para utilizarlos en Videos/ Juegos el 40.00% alcanzó un Nivel de Depresión Leve, el 56.00% Nivel de Depresión Moderada y 4.00% Nivel de Depresión Grave.

Los alumnos del Ciclo de la Universidad de Huánuco 2012 que no hacen uso del internet en Videos/Juegos el 56.25% tienen un Nivel de Depresión Leve, el 39.19% poseen Nivel de Depresión Moderado y el 5.56 tienen Nivel de Depresión Grave.

Los resultados demuestran que le 4% de los alumnos que usan el internet para los video juegos poseen un nivel de depresión grave.

Gráfico N° 4

Resultado de la Correlación entre el Uso del Internet para ser utilizados en Videos/ Juegos y el Nivel Depresión en los Alumnos del I Ciclo de la Universidad de Huánuco, 2012.

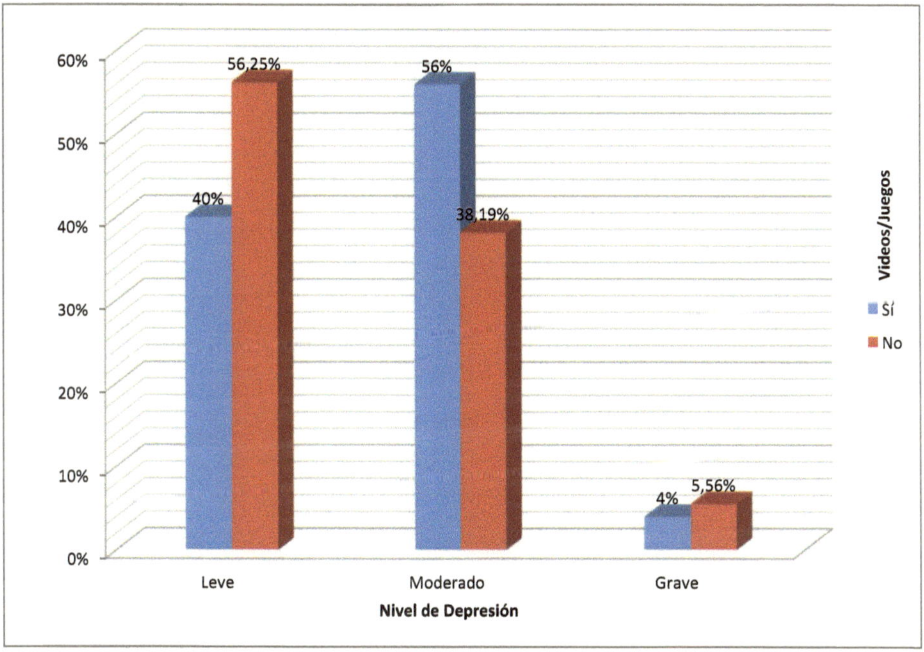

Fuente: Tabla 4.
Elaboración: El investigador

Tabla N° 5

Resultado de la Correlación entre el Uso del Internet para el empleo en Labores Académicas y el Nivel Depresión en los Alumnos del I Ciclo de la Universidad de Huánuco, 2012.

Nivel de Depresión	Uso del Internet / "Labores Académicas"				Total	
	Sí		No			
	f_i	%	f_i	%	f_i	%
Leve (0-8 pts.)	18	66.67	83	49.70	101	52.06
Moderado (9-14 pts.)	8	29.63	75	44.91	83	42.78
Grave (15-20 pts.)	1	3.70	9	5.39	10	5.16
Total	27	100.00	167	100.00	194	100.00

Fuente: Encuesta sobre el Uso del Internet aplicado en los Alumnos del I Ciclo de la Universidad de Huánuco, 2012. Prueba para medir el Nivel de Depresión aplicada en los Alumnos del I Ciclo de la Universidad de Huánuco, 2012.

Análisis e Interpretación:

Del total de alumnos del I Ciclo de la Universidad de Huánuco, 2012; que hacen uso del internet para el empleo en Labores Académicas el 66.67% alcanzó un Nivel de Depresión Leve, el 29.63% Nivel de Depresión Moderada y 3.70% Nivel de Depresión Grave.

Los alumnos del Ciclo de la Universidad de Huánuco 2012 que no hacen uso del internet en Labores Académicas el 49.70% tienen un Nivel de Depresión Leve, el 44.91% poseen Nivel de Depresión Moderado y el 5.39 tienen Nivel de Depresión Grave.

De los resultados obtenidos se demuestra que a pesar que la internet fue creada para el intercambio de información académica, solamente un 3.70 % de alumnos que lo emplean para estas labores poseen un nivel de depresión grave.

Gráfico N° 5

Resultado de la Correlación entre el Uso del Internet para el empleo en Labores Académicas y el Nivel Depresión en los Alumnos del I Ciclo de la Universidad de Huánuco, 2012.

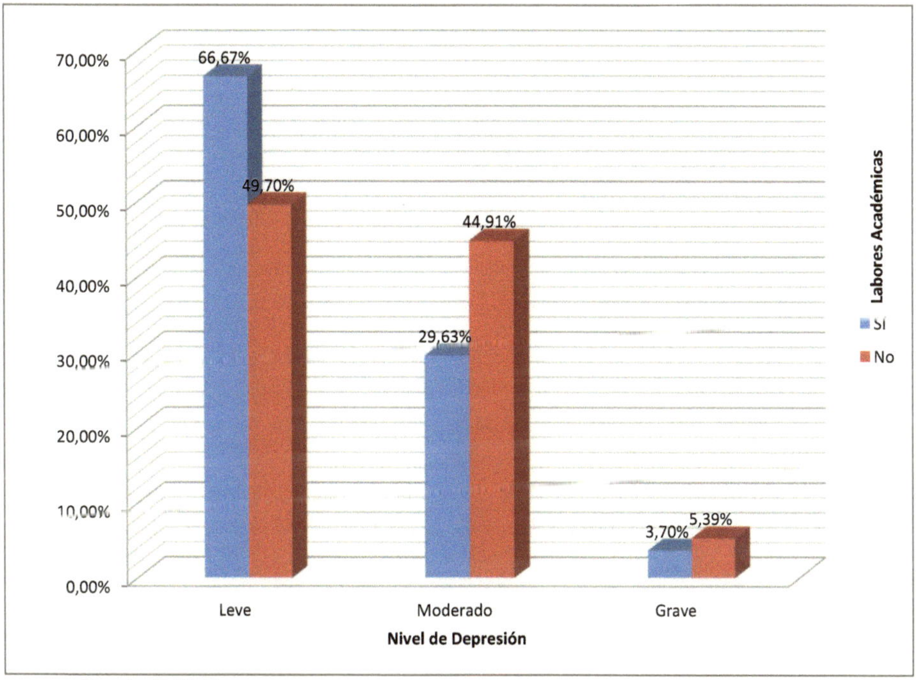

Fuente: Tabla 5.
Elaboración: El investigador

CAPÍTULO V

DISCUSIÓN DE RESULTADOS

5.1. Verificación o contrastación de la hipótesis, objetivos y problema.

En este apartado desarrollare la verificación de los resultados a partir de los datos obtenidos de los instrumentos tratados en contraste a la luz del marco teórico.

En cuanto al objetivo general que dice: "Determinar el grado de correlación que existe entre el uso del internet y el nivel de depresión en los alumnos del I ciclo de la Universidad de Huánuco, 2012", el resultado de correlación entre las dos variables de estudio; se obtuvo que el coeficiente de correlación es alta y positiva (0.81), lo que indica que el Uso de Internet se relaciona de manera directa con los Niveles de Depresión observados en la muestra representada por los alumnos del I Ciclo de Huánuco, 2012.

En relación al primer objetivo específico: "Identificar el uso que le dan al internet los alumnos del I ciclo de la Universidad Huánuco, 2012", los resultados obtenidos nos muestra que del total de alumnos del sexo masculino el 51.16% y del sexo femenino el 62.96% hacen un uso alto de internet en un promedio de 8 a 14 horas a la semana. De esta forma se comprueba que el internet como una forma de comunicación masiva influye de manera alarmante en los jóvenes de hoy y de manera especial en los alumnos de sexo femenino.

El segundo objetivo específico menciona: "identificar el nivel de depresión en los alumnos del I ciclo de la Universidad Huánuco, 2012", se observa que del total de alumnos del sexo masculino el 56.47% ha obtenido un nivel de depresión leve; el 38.82% posee un nivel de depresión moderado y el 4.71% tiene un nivel de depresión grave. En cuanto a los alumnos del sexo femenino el 48.62% posee un nivel de depresión leve, el 45.87% nivel de depresión moderado y el 5.51% nivel de depresión grave.

El tercer objetivo específico menciona: "determinar la correlación entre el uso del internet para revisar las redes sociales y el nivel depresión en los alumnos del I ciclo de la Universidad de Huánuco, 2012", se observa que los alumnos que utilizan con frecuencia las redes sociales poseen un 52.99% de nivel de depresión leve, el 41.03% nivel de depresión moderada y 5.98% nivel de depresión grave. de otra forma los alumnos que no hacen uso del internet en redes sociales el 50.65% tienen un nivel de depresión leve, el 45.45% nivel de depresión moderado y el 3.90% nivel de depresión grave.

El cuarto objetivo específico: "determinar la correlación entre el uso del internet para ser utilizados en videos/ juegos y el nivel depresión en los alumnos del I ciclo de la Universidad de Huánuco, 2012"; se observó que los alumnos que hacen uso del internet para utilizarlos en videos/ juegos el 40.00% alcanzó un nivel de depresión leve, el 56.00% nivel de depresión moderada y 4.00% nivel de depresión grave. Los alumnos que no hacen uso del internet en videos/juegos el 56.25% tienen un nivel de depresión leve, el 39.19% poseen nivel de depresión moderado y el 5.56 tienen nivel de depresión grave.

El quinto objetivo específico: "determinar la correlación entre el uso del internet para el empleo en labores académicas y el nivel depresión en los alumnos del I ciclo de la Universidad de Huánuco, 2012". Del total de alumnos del I ciclo de la Universidad de Huánuco, 2012; los alumnos que hacen uso del internet para el empleo en labores académicas el 66.67% alcanzó un nivel de depresión leve, el 29.63% nivel de depresión moderada y 3.70% nivel de depresión grave. Los alumnos que no hacen uso del internet en labores académicas el 49.70% tienen un nivel de depresión leve, el 44.91% poseen nivel de depresión moderado y el 5.39 tienen nivel de depresión grave.

Aunque estos datos obtenidos son indicativos de una posible relación, hay que aceptar que estos resultados se encuentran sujetos a los posibles errores metodológicos de la investigación entre otros factores. Por otro lado el estudio no permite saber si la adicción a Internet sería la causa de una posible depresión o si la depresión en sí facilita una adicción a Internet, ya que tomamos como referencia a una población en específica que son los alumnos del I ciclo de la Universidad de Huánuco, 2012; pero confío que dicha información será de gran importancia para las autoridades de esta casa superior de estudio y también para futuros investigadores que deseen aportar más sobre el tema.

5.2. Nuevos Planteamientos.

Con los resultados obtenidos se propone a las autoridades de la Universidad de Huánuco que brinden talleres sobre el Uso correcto del Internet y las consecuencias patológicas que trae consigo su uso excesivo, dirigido principalmente a los alumnos ingresantes a las diversas carreras profesionales; también se podría insertar dentro los syllabus del curso de computación e Informática un tema que aborde para que sirve el internet y el uso correcto que deben darle a esta herramienta tecnológica con la finalidad de que los estudiantes desde el I Ciclo cuenten con la información adecuada de cómo y qué uso darle al internet. Por otro lado la Universidad cuenta con un servicio de apoyo psicológico que debería emprender campañas de asesoramiento, diagnóstico y guía para los estudiantes de esta casa superior de estudio y así detectar a tiempo la depresión y otros posibles desordenes psicológicos.

Por otra parte la Universidad debe asumir que las distintas tecnologías de información y comunicación organizan formas de conocimiento diferenciados en cada reorganización tecnológica de las nuevas habilidades y competencias que estas tecnologías provocan, lo que Internet supone en la actualidad y de manera especial el servicio World Wide Web WWW, es un conglomerado de recursos varios (texto, imágenes, sonido, tutoriales, evaluaciones), que no tiene precedente en la historia educativa, la Universidad puede usar esta plataforma y potenciar la enseñanza-aprendizaje de sus estudiantes. De la misma manera, deben direccionar talleres sobre el uso del correo electrónico, el cual ofrece unas ventajas enormes para ser aprovechadas, fomenta la comunicación asincrónica, en la que el emisor y el receptor participan en el acto comunicativo en diferentes momentos, economizando tiempo y dinero en la producción y envío de mensajes, inferior a los sistemas convencionales como teléfono, correo y el mismo fax, lo que lo convierte en la herramienta idónea para ser colocada al servicio de los estudiantes y puedan ellos encontrar sentido y significado a sus acciones académicas. Esta herramienta es viable en los procesos de educación descolarizada, que el mundo tiende a optimizar y con mayor cobertura.

5.3. Conclusiones.

1°. Al relacionar el Uso del Internet con en el Nivel Depresión según la Tabla N° 1 se encontró una relación Alta y Positiva (Coeficiente de Correlación) entre las dos características, cuando el uso de internet se incrementa en horas a la semana se observó que los niveles de depresión de los alumnos aumenta, de una manera particular en los alumnos de sexo femenino.

2°. Se evidencio que los alumnos del sexo femenino utilizan en mayor porcentaje el internet en especial las redes sociales y el uso promedio que utiliza el internet en horas a la semana es de 8 a 14 horas, de la misma forma los alumnos del sexo femenino poseen mayores Niveles de Depresión en relación con respecto a los alumnos del sexo masculino.

3°. Los alumnos que hacen uso del internet tanto en Redes Sociales, Videos/Juegos y Labores Académicas, poseen niveles de depresión que van de manera ascendente y ello dependerá del tiempo en el que están expuestos los alumnos al internet en horas a la semana.

4°. El uso que dan al internet los alumnos, en especial para realizar Labores Académicas representa el 13.92% del total de la muestra siendo uno de los fines menos utilizados para los cuales fue creado el internet.

5°. Se observo que los alumnos que poseen un Nivel de Depresión Grave representan un 5.16% de la muestra y la característica de este resultado es que dichos alumnos consumen la Redes Sociales de manera frecuente en internet, teniendo una exposición a dicho recurso informático en promedio mayor a las (15) Quince horas a la semana.

6°. Son indiscutibles las numerosas posibilidades y ventajas que ofrece el uso de internet en todos los ámbitos. Sin embargo, no se deben ignorar los peligros y riesgos que puede conllevar el hacer un mal uso del mismo, sobretodo en sectores de la población especialmente influenciables o vulnerables como pueden ser los niños, los adolescentes o las personas con determinados problemas psicológicos.

7°. El uso de internet por parte de los adolescentes suele centrarse principalmente en establecer contactos y vinculaciones con grupos de iguales, superando la distancia física. Este medio les permite poder expresarse y hablar de determinados temas que podrían resultarles difíciles de tratar en relaciones directas, a la vez que puede convertirse en una forma de intentar superar estados de aburrimiento o monotonía, al permitirles encontrar información sobre temas que les resultan estimulantes.

8º. El uso que hace un adolescente de internet puede ser problemático cuando el número de horas de conexión afecta al correcto desarrollo de su vida cotidiana, causándole, por ejemplo, estados de somnolencia, alteraciones en su estado de ánimo o una reducción significativa de las horas que dedica al estudio o a otras obligaciones.

5.4. Sugerencias.

- Se sugiere mayor control del tiempo libre por parte de los padres de familia para con sus hijos, puesto que habiendo encontrado relación alta y positiva entre las dos características analizadas se debe limitar el número de horas de acceso a internet y así prevenir posibles estados de depresión; también se sugiere a los padres de los alumnos ingresantes a la Universidad de Huánuco que inscriban a sus hijos en clases o talleres de computación e informática con el fin de que puedan contar con el bagaje académico sobre los usos adecuados de las Pcs y el internet.
- Se recomienda a las Autoridades Académicas de la Universidad de Huánuco, crear un comité encargado en orientar a los alumnos a hacer un uso adecuado del internet, por ejemplo: ingresar a las bibliotecas virtuales, páginas educativas, aulas virtuales, chats académicos, etc. y de campañas de difusión de la misma, de esta manera los alumnos estarán informados que hay otras opciones de uso que el internet ofrece a sus usuarios.
- Reformular los cursos y talleres de Técnicas de Estudio o Ayuda al Educando, hacia una utilización correcta del internet mostrando todas sus ventajas y desventajas reales.
- El departamento de psicología deberá dar importancia a la influencia del uso desmedido del internet y la presencia de algunas alteraciones mentales como es el caso de la Depresión Estudiantil.
- Por lo tanto, es responsabilidad de los maestros, padres de familia y la sociedad orientar a los niños, adolescentes y jóvenes acerca de las diferentes posibilidades que tienen del uso del internet de manera provechosa y evitar el uso indebido.

REFERENCIA BIBLIOGRÁFICA

- American Psychiatric Association (1994). DSM – IV. Manual diagnóstico y estadístico de los trastornos mentales. Barcelona: Masson.
- Carbajal Valladares, Glicilda Vila y Remigio Jara, Karina Juliana (2010). Relación del Uso del Internet con el Temperamento y el Rendimiento Académico de los alumnos del Tercer Grado de Educación Secundaria de la Instituciones Educativas de Huánuco, 2010: Universidad César Vallejo de Trujillo.
- Castells, M. (2001). La Galaxia Internet. Barcelona España: Alianza.
- César Solís, J. C. (2009), El Rendimiento Académico. Perú: Bruño.
- Chamorro Viscaya, Doris M., Mendoza Blarezo, Javier (2011). El Clima Organizacional de las Instituciones Educativas de Educación Inicial Públicas y Privadas de la Ciudad de Huánuco: Universidad César Vallejo.
- Echeburúa, E. (1999). Adicción a Internet. España: Desclée de Brouwer.
- Egoavil Dorregaray, Josue (1997). Niveles de depresión en adolescentes del 5° de secundaria de un colegio nacional: Universidad Nacional Mayor de San Marcos, Lima, Perú.
- Fernandéz, José (2007). Los Perfiles de Personalidad diferenciales de los Usuarios de Internet: Universidad de Oviedo, España.
- Frigyes Karinthy (1929). Chains. Hungría: Tuenti.
- Goldberg, I. (1995). Internet addiction disorder – Diagnostic criteria: Internet Addiction Support Group (IASG). EEUU.
- Griffiths, M.D. (1997). Techonological Addictions. EEUU: Chicago.
- Hernández Sampieri, R., Fernández Collado, C. y Baptista Lucio, P. (2010). Metodología de la Investigación. Quinta Edición. México: Edit. McGraw-Hill.
- Hernández Sampieri, R., Fernández Collado, C. y Baptista Lucio, P. (2006). Metodología de la Investigación. Cuarta Edición. México: Edit. McGraw-Hill.
- Hugo Sánchez, C., Reyes Meza, C. (2009). Metodología y Diseño en la Investigación Científica. Perú: Visión Universitaria.
- Lam y Peng (2009). Archives of Pediatrics & Adolescent Medicine. Factors associated with internet addiction among adolescents. EEUU: Cyber Psychology and Behavior.

- Lázaro González, Adán (2007). La Adicción al Internet: Instituto Tecnológico Superior de San Martín Texmelucan, México.
- León Trahtemberg (2007). La Educación Peruana frente a los Retos de la Globalización. Lima: Editorial Bruño.
- López Acuña, Gladys Carmen y López Acuña, Martha Isabel (2007). Correlación del Uso indebido de internet y el Desarrollo del Pensamiento Crítico de los/las alumnos/as de quinto grado de secundaria de la Institución Educativa N° 88388 San Luis de la Paz: Universidad César Vallejo.
- Metzner-Szigeth, A. (2006).Internet y Transformación Socio-Cultural. EEUU: Revista Iberoamericana de Ciencia, Tecnología, Sociedad e Innnovación.
- Morahan-Martin, J.M. y Schumacker, P. (1997). Incidence and correlates of pathological internet use. EEUU. Articulo presentado en la 105th Annual Convention of the American Psychological Association, Chicago, Illinois.
- Moya C., Rufino (2010). Estadística Descriptiva. Perú: San Marcos.
- Ortega, J.A. (2007). Nuevas Tecnologías para la Educación en la Era Digital. España: Pirámide.
- Quispe Quiroz, Ubaldo (2008). Fundamentos de Estadística Básica. Perú: San Marcos.
- Rosello, J. & Martinez A. Z, U. (1995). Depresión en la niñez y adolescencia. Aportes de la Investigación. Argentina: Revista Psicología Contemporánea.
- Ruiz, U. M. (1995). Relación entre autoconcepto y rendimiento escolar en adolescentes del 4° y 5° año de secundaria. Tesis. Perú.
- Salinas, Herminia (2004). Uso de Internet como Herramienta Pedagógica para facilitar el Aprendizaje Colaborativo y Profundo: Universidad de Chile.
- Salinas, Herminia (2004). Uso de Internet como herramienta pedagógica para facilitar el Aprendizaje Colaborativo y Profundo: Universidad de Chile.
- Segal, Ben. (1995). A Short History of Internet Protocols at CERN. EEUU: NIMH.
- Sheslow V. (2005). La Autoestima. National Institute of Mental Health. EEUU: NIMH.
- Slater y Tiggemann (2010). Primeros estudios sobre el uso del internet y los problemas de salud mental que pueden padecen los niños, jóvenes y adultos. EEUU: Oxford University Press.

- Thayer, Robert E. (2001). Calm Energy. New York. EEUU: Oxford University Press.
- Vallejo, R. & Ferrer, G. (1990). Trastornos afectivos: Ansiedad y depresión. España: Salvat.
- Villanueva Mansilla, Eduardo (2011). Convergencia multimedia: Un marco interprertativo para la actuación reciente de la tecnología de la información y comunicación social: Pontificia Universidad Católica del Perú.
- Young, K.S. y Rodgers, R.C. (1998a). Internet addiction: Personality traits associated with its development. EEUU: Artículo presentado en el 69th annual meeting of the Eastern Psychological Association.

ANEXOS

TESIS: **"El Uso del Internet y los niveles de Depresión en los Alumnos del I Ciclo de la Universidad de Huánuco".**

Facultad:________________________ **Ciclo:** ________________________

Apellidos y Nombres: ________________ **Código de Alumno:** ____________

- **Carreras Profesionales**: (Marca con una aspa "X" la alternativa correcta).

(_) Derecho y Ciencias Políticas | (_) Administración de Empresas | (_) Contabilidad
(_) Marketing | (_) Turismo | (_) Ing. de Sistemas e Informática
(_) Ingeniería Civil | (_) Ingeniería Ambiental | (_) Arquitectura
(_) Educación Básica | (_) Educación Especialidad de Inglés | (_) Enfermería
(_) Obstetricia | (_) Odontología | (_) Psicología

- **Sexo:** (_) Masculino (_) Femenino **Edad:** (___) Años
- **¿Qué uso le da usted al Internet?**

(_) Redes Sociales (_) Videos/Juegos (_) Estudio

- **¿Cuánto tiempo a la semana usa el Internet?**

(__) 0-7 Horas a la Semana (__) 7-14 Horas a la Semana (__) Más de 14 Horas a la Semana

Test de Evaluación

N°	Ítems	SI	NO
1	Me siento mal conmigo mismo.		
2	Me siento miserable y susceptible a menudo.		
3	Me siento inferior a los demás.		
4	Siento que no vale la pena vivir.		
5	Siento que nadie me quiere.		
6	Me siento inútil y me avergüenza mi persona.		
7	Me siento incomprendido por todos.		
8	No siento satisfacción con lo que hago		
9	Me siento molesto y agitado frecuentemente.		
10	Me siento nervioso e inquieto a menudo.		
11	No me siento con la misma energía de siempre.		
12	No me siento bien de salud.		
13	Tengo problemas de mareos y sensación de debilidad.		
14	Me preocupa en demasía mis síntomas físicos		
15	Mi mente no está rápida y despierta como siempre.		
16	He abandonado muchas de mis actividades cotidianas.		
17	No estudio igual que antes.		
18	No me concentro fácilmente cuando leo.		
19	No puedo resolver mis tareas con normalidad.		
20	Siento que mis habilidades cognitivas han disminuido.		

OPERACIONALIZACIÓN DE VARIABLES

Dimensiones	Indicador	Peso	N° de Ítems	Ítems	Criterio de Evaluación
Autoestima	1.1 Evidencia Auto aceptación	40 %	5	Me siento mal conmigo mismo.	Si = 1 No = 0
				Me siento miserable y susceptible a menudo.	
				Me siento inferior a los demás.	
				Siento que no vale la pena vivir.	
				Siento que nadie me quiere.	
	1.2 Evidencia Conocimiento de sí mismo		3	Me siento inútil y me avergüenza mi persona.	
				Me siento incomprendido por todos.	
				No siento satisfacción con lo que hago	
Estado Anímico	2.1 Evidencia control en sus Emociones	30 %	2	Me siento molesto y agitado frecuentemente.	Si = 1 No = 0
				Me siento nervioso e inquieto a menudo.	
	2.2 Presenta Respuesta a un Estímulo		4	No me siento con la misma energía de siempre.	
				No me siento bien de salud.	
				Tengo problemas de mareos y sensación de debilidad.	
				Me preocupa en demasía mis síntomas físicos	
Rendimiento Académico	3.1 Evidencia Inteligencia	30 %	2	Mi mente no está rápida y despierta como siempre.	Si = 1 No = 0
				He abandonado muchas de mis actividades cotidianas.	
	3.2 Realiza Procesos Cognitivos		4	No estudio igual que antes.	
				No me concentro fácilmente cuando leo.	
				No puedo resolver mis tareas con normalidad.	
				Siento que mis habilidades cognitivas han disminuido.	

Dichos instrumentos se sometieron a las siguientes validaciones:

Prueba Piloto: Se aplicó el instrumento consolidado a los alumnos del I Ciclo de la Universidad de Huánuco, 2012 que no conforman la muestra, donde no se tuvo ningún tipo de inconveniente sobre la valoración de los ítems.

Validación Juicio de Expertos: Se recurrió para validar el instrumento a la opinión de tres profesionales reconocidos de la localidad de Huánuco, quienes coincidieron en sus apreciaciones indicando que dicho instrumento cumple con los requisitos de una buena redacción, poseen una buena concordancia de los elementos de la oración, así como existe coherencia entre los objetivos, variables, dimensiones e indicadores con los respectivos ítems, y qué éstos son pertinentes con los sujetos a investigar.

CATEGORIZACIÓN DE LAS VARIABLES

Instrumento 1: Encuesta para determinar el uso del internet de los alumnos del I ciclo de la Universidad de Huánuco, 2012. La encuesta consta de tres dimensiones los cuales son: Redes Sociales, Videos/ Juegos y Labores Académicas.

Puntuación	Nivel de Depresión	Características
0 a 8 puntos	Leve	No padece síndrome depresivo, su estado de ánimo así como su autoestima personal se encuentran dentro de la normal.
9 a 14 puntos	Moderado	Su visión del mundo y de su futuro es ligeramente negativa, así como su estado de ánimo, posiblemente causado por una autoestima baja.
15 a 20 puntos	Grave	Padece un síndrome depresivo grave, el alumno evaluado necesita ayuda especializada lo antes posible.

Instrumento 2: Prueba para determinar los niveles de depresión de los alumnos del I ciclo de la Universidad de Huánuco, 2012. La prueba consta de 20 ítems, agrupados en tres dimensiones que son: Autoestima, Estado de Ánimo y Rendimiento Académico.

CATEGORIZACIÓN DE LAS VARIABLES

Uso del Internet en Horas/Semana	Uso de Internet	Características
0 a 7 Horas	Medio	Largos períodos de acceso a internet y aumento progresivo de su frecuencia. Se muestran conductas, pensamientos o deseos con tendencia a controlar el tiempo de conexión.
8 a 14 Horas	Alto	Se reduce significativamente el tiempo dedicado a actividades de tipo social, laboral o de ocio. Se detectan problemas de falta de sueño que inciden negativamente sobre el rendimiento, una mala o deficiente alimentación e incluso cierto abandono de la higiene personal.

Más de 15 Horas	Muy Alto	Se pueden observar movimientos de tipo compulsivo tales como: movimientos repetitivos de los dedos. Ansiedad, fantasías o sueños en relación con la red y pensamientos obsesivos sobre lo que está pasando en internet.

Testimonios.

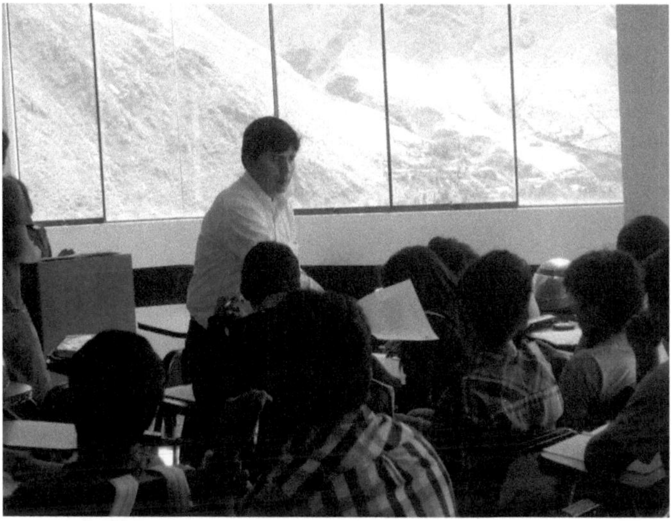

Encuesta realizada a los alumnos ingresantes a la Universidad de Huánuco 2012-1.

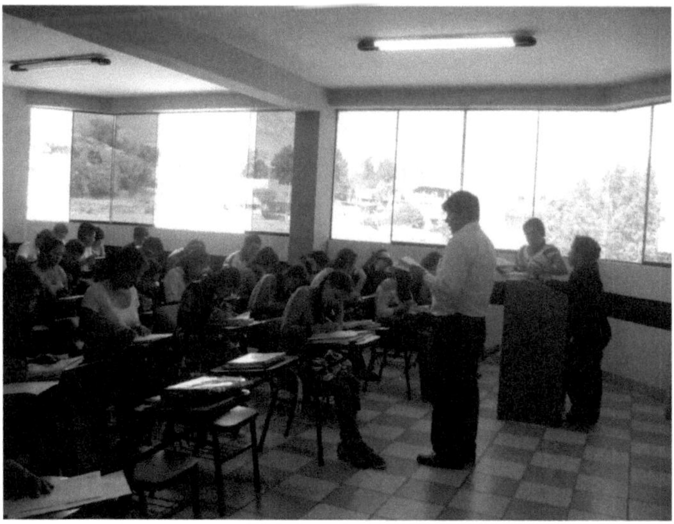